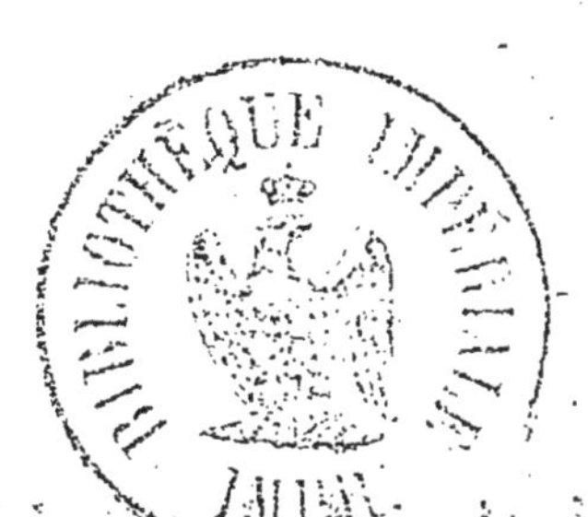

OBSERVATIONS

SUR LE CROUP,

OU

ANGINE MEMBRANEUSE.

OBSERVATIONS

SUR LE CROUP,

OU

ANGINE MEMBRANEUSE,

Recueillies Par MICHAELIS,

MÉDECIN DE L'UNIVERSITÉ DE GOTTINGUE ;

Traduites du latin par F. RUETTE,

Docteur en Médecine, Médecin de Bienfaisance, Membre de l'Académie de Médecine de Paris, de la Société Médicale d'Emulation, de celle de Médecine pratique, Membre correspondant de l'Académie Royale de Gottingue.

A PARIS.

Chez ALLUT, Imprimeur - Libraire de la Société médicale d'Emulation, rue de l'Ecole de Médecine, N°. 6. vis-à-vis Saint-Côme.

1810.

PRÉFACE

DU TRADUCTEUR.

LE recueil dont nous donnons la traduction se trouve à la fin de la thèse de Michaëlis, imprimée à *Gottingue* en 1778, sous le titre *d'Angine Polypeuse ou Membraneuse*. Il renferme une observation de ce médecin, et celles de *Zobel*, de *Ghisi*, de *Bloom*, de *Salomon*, de *Tulpius* et de plusieurs autres praticiens plus ou moins célèbres, mais qu'il n'est plus permis d'ignorer depuis qu'ils ont servi de base à l'ouvrage de l'Ecole de Médecine de Paris.

Il n'entrait point dans mon plan de traduire la thèse de Michaëlis. En effet, je me suis proposé de faire connaître les principaux auteurs qui ont observé le croup, et non ceux qui ont écrit sur les observations des autres : or, à l'époque où Michaëlis publia sa dissertation, il n'avait vu le croup qu'une seule fois. Son observation, qui se trouve à la tête de ce recueil, avait été faite en 1765, treize ans avant qu'il eût soutenu sa thèse. Cependant comme cet auteur jouit, avec raison, d'une grande célébrité, et qu'il est souvent cité par l'Ecole de Médecine, je crois devoir donner un précis analytique de son ouvrage.

Après avoir parlé des différentes dénominations qu'on a données au croup, et des auteurs qui, depuis *Tulpius*, s'en sont occupés, Michaëlis en donne la description.

§. I. Les premiers symptômes de cette maladie se confondent avec ceux du catarrhe : la dyspnée survient ensuite plus ou moins promptement ; elle est caractérisée par un son particulier que tous les malades ont comparé au cri d'une poule. Anxiété extrême, nausées, vomissement de matières écumeuses, tenaces, caséeuses, membraneuses, tubuliformes, ordinairement suivi d'une rémission plus ou moins longue, quelquefois d'une guérison complète, mais souvent retour inattendu des paroxismes et mort subite. La déglutition est rarement gênée, et les fonctions intellectuelles conservent toute leur intégrité.

Ceux qui succombent à cette maladie,

dit notre auteur (1), offrent l'aspect de ceux qui ont été suffoqués, la face ordinairement tuméfiée et livide, les yeux proéminens, les veines jugulaires gonflées de sang, etc.

La trachée est souvent enflammée, recouverte d'une membrane inorganique, dont l'étendue, l'épaisseur et la ténacité varient dans les différens sujets : quelquefois au lieu d'une membrane on ne trouve qu'une écume aqueuse.

§ II. L'auteur prouve fort au long dans cette section que la fausse membrane est un polype de la trachée-artère ; mais il n'entend par polype qu'une concrétion lymphatique.

Il est probable, suivant lui, que cette maladie n'est ni contagieuse ni nouvelle.

§ III. Michaëlis pense avec *Home* et *Crawford*, que l'angine membraneuse est de nature inflammatoire ; mais, ajoute-t-il (2), je regrette que cette vérité ait donné lieu à une erreur très-grave puisque le croup peut être en même tems *inflammatoire* et *nerveux* : il est même certain que la

____

(1) P. 15.
(2) P. 77.

mort, lorsqu'elle a lieu , doit être moins attribuée au volume de la concrétion qu'au spasme : *Minus peregrino concretionis voluminis quam spasmo.*

Afin de se former une idée plus exacte de la maladie, et de pouvoir lui assigner sa place, il faut , dit notre auteur , en donner une définition ; et après avoir réfuté *Cullen,* qu'il regarde comme le premier qui ait défini le croup, il propose sa définition. Suivant lui, l'angine polypeuse est une *inflammation catarrhale de la trachée - artère avec métastase d'une matière lymphatique* et coagulable (1).

Home divise le croup en deux temps : le premier est celui d'irritation ; il nomme le second celui de suppuration. Michaëlis fait voir que ce que l'auteur anglais a pris pour du pus, n'est autre chose qu'une ma-

____

(1) *Anginam membranaceam , catarrhalem fistulæ arteriæ esse credo inflammationem , cum metastasi materiei ad partem affectam lymphaticæ quæ , nisi præmatura mors , vel remedia tempestive adhibita impediant , in polyposum concrementum abit,* p. 89.

Nous avons vu dans la description du croup, que Michaëlis attache la plus grande importance à la dys-

tière muqueuse (lymphatique), qui forme
quelquefois dans les urines un dépôt blanchâtre et semblable à du pus : il divise
cette maladie en complète et incomplète :
elle est complète lorsqu'il y a formation de
membrane ; incomplète lorsque la mem-

---

pnée , que le cadavre de ceux qui succombent à cette
maladie ressemble à celui d'une personne suffoquée
ou asphyxiée, *suffocato similis*. Pourquoi donc , dans
sa définition, ne fait-il aucune mention de la dyspnée ? Si toute inflammation catarrhale , avec métastase d'une lymphe coagulable, forme un croup, il
n'y aura presque aucun catarrhe aigu qui ne doive
être regardé comme un véritable croup , puisque
dans tous il y a inflammation ou irritation catarrhale
et sécrétion d'une matière qui peut se concréter. Il
est certain qu'une inflammation catarrhale est une
des causes qui peuvent donner lieu à cette suffocation qu'on a nommée *croup*. Mais prétendre que cette
suffocation est une inflammation catarrhale , c'est
confondre la cause avec l'effet. Au reste, on ne doit
pas être surpris que Michaëlis n'ait pas pu donner une
définition exacte du croup , puisqu'il pense qu'il
n'offre aucun signe pathognomonique. *Facile igitur
disjudicatu est ,* dit-il p. 100, *quod nullo signo pa-
thogmonico , angina nostra gaudeat.* Il aurait donc
dû se contenter de donner une description de cette
maladie , sans chercher à la définir.

brane n'est pas encore formée. Il pense aussi que l'intermittence qui caractérise le croup dépend de la dyspnée : *intermittente enim dyspnœâ et debilitas intermittit.*

§. IV. *Diagnostic.* On ne sera pas surpris, d'après ce que nous venons de dire de la définition de Michaélis, qu'il confonde quelquefois le croup avec d'autres maladies.

Les signes qui le distinguent de l'angine gangreneuse sont assez manifestes : tels sont la fétidité extrême de l'haleine, la violence de l'inflammation, la couleur rouge de l'arrière-bouche, la formation d'ulcères, d'escharres gangreneuses, etc. ; mais il est très-facile de le confondre avec *l'angine séreuse:* même origine catharrale, douleur légère au cou, expectoration de matière muqueuse. Ces deux maladies ne se distinguent donc que par le son de la voix qui n'est pas tout-à-fait le même, et par la dyspnée, qui dans l'angine séreuse est continue, mais beaucoup moins grave que dans le croup, quoique de l'aveu de l'auteur, elle produise quelquefois une mort très-prompte. Au reste, ajoute-t-il, quand on commettrait ici quelque erreur, elle serait peu dangereuse, puisque ces deux maladies, lorsqu'elles menacent d'être mortelles, exigent la Trachéotomie.

La présence d'un corps étranger dans la trachée artère, dit Michaëlis (1), donne lieu à des symptômes qui imitent si parfaitement ceux de l'angine polypeuse, que le plus habile praticien (*acutissimus quisque*) peut les prendre pour ceux de l'angine polypeuse.

Michaëlis avoue également qu'il est difficile de distinguer le croup des véritables polypes des voies aériennes ; mais dans tous ces cas, ajoute-t-il, l'erreur, est peu dangereuse, parce qu'ils exigent ainsi que le croup, l'opération chirurgicale. Les signes qu'il donne pour distinguer cette maladie de la coqueluche et de l'asthme aigu de Millar, ne sont guère plus tranchans.

§ V. La rougeole, l'asthme convulsif, les catarrhes prolongés, les lieux marécageux, tout ce qui est capable d'affaiblir les malades, et principalement le froid et l'humidité des pieds, telles sont, suivant l'auteur, les causes les plus fréquentes du croup.

------

(1) P. 131.

(12)

Quoiqu'il semble avoir une prédilection pour les enfans, il est probable que les adultes n'en sont pas moins souvent attaqués qu'eux, mais comme ils sont en état de se débarrasser, dès les commencemens, de la matière *lymphatique*, *avant qu'elle ait formé une concrétion solide*, la maladie se trouve ainsi étouffée dès son origine, et se cache sous les apparences des affections catarrhales ordinaires (1).

§. VI. La méthode curative doit avoir pour but : 1°. d'empêcher la formation de la fausse membrane ; 2°. d'en débarrasser les voies aériennes, lorsqu'elle est formée. La saignée, les diaphorétiques et les vésicatoires paraissent propres à remplir la première indication ; on doit donc y avoir recours dans la première période de la maladie.

La saignée suffit souvent pour procurer une prompte guérison, mais il ne faut pas abuser de ce puissant moyen ; il ne détruit pas toujours la cause de l'irritation, et peut produire une faiblesse funeste.

---

(1) Il est facile de voir que l'auteur confond encore ici le croup avec le catarrhe.

Les diaphorétiques sont tellement utiles dans les commencemens, qu'ils peuvent arrêter le mal dans son principe ; *in ipsis suffocare incunabulis* (1) ; aussitôt qu'on a le plus léger soupçon de l'existence de l'angine membraneuse, dit Michaëlis, je conseillerais de prescrire au malade un bain de pieds tiède, de le faire mettre au lit, et de lui donner de légères doses d'esprit de Mendérérus ou de tartre stibié. Si ces moyens, qui combattent directement la cause du mal, ne réussissent que rarement, c'est parce qu'on les emploie trop tard, et lorsque le *sang est déjà altéré, (sanguis jam mutatus)* et que la *métastase* s'est portée dans les voies de la respiration.

Les vésicatoires ont été conseillés par tous les praticiens, et ils sont utiles, non-seulement par l'irritation qu'ils produisent à l'extérieur, mais aussi par la quantité des lymphes qu'ils évacuent.

Lorsque la dyspnée, devenue plus grave, annonce dans les voies aériennes, la présence d'une matière étrangère, *peregrinæ materiæ* (2) il faut lui donner issue par des moyens

(1) P. 203.
(2) P. 208.

internes, ou par l'opération chirurgicale ; ici l'auteur fait mention des différens expectorans, tels que l'oxymel simple ou scyllitique, le kermès minéral, la gomme ammoniaque, l'inspiration de vapeurs aqueuses ou stimulantes, les irritans mécaniques appliqués à l'arrière-bouche ; mais ces moyens réussissent rarement, lorsque la membrane a acquis une certaine épaisseur ; il faut alors avoir recours aux émétiques ; ils évacuent, en un instant, une plus grande quantité de matière que les expectorans ne peuvent en évacuer en plusieurs jours; ils sont d'ailleurs très-utiles, par la sympathie qu'ils exercent sur les poumons ; c'est à tort que Home et Rosen semblent avoir entièrement proscrit leur usage ; cependant on ne doit employer ce remède divin, (*divinum illud auxilium* (1) qu'avec beaucoup de précaution ; on s'en abstiendra dans le premier temps de la maladie, à moins que la saburre des premières voies ne nous force d'y avoir recours; Mais dans la seconde période, lorsque l'irritation est détruite ou considérablement diminuée par les anti-phlogistiques, les émé-

______

(1) P. 212.

tiques peuvent être de la plus grande utilité.

Enfin, lorsque ces moyens ne réussissent pas, on aura recours à l'opération chirurgicale.(Bronchotomie), conseillée par Home et par quelques autres praticiens. Elle est, suivant notre auteur, moins dangereuse qu'une saignée. On doit donc l'employer sans crainte, et ne pas attendre que le malade soit réduit à un état désespéré.

La difficulté de la respiration peut donner lieu à la peri-pneumonie, et surtout aux affections nerveuses. Dans le premier cas, on ne doit pas craindre de prescrire la saignée, quoique la maladie soit à son second tems, et que le pouls présente de la mollesse; toutes les fois qu'il y aura affection nerveuse, on unira les antispasmodiques aux autres moyens curatifs (1).

Le préservatif le plus sûr consiste à éviter le froid des pieds que l'auteur regarde avec raison comme infiniment nuisible (angue pejus). Il conseille dans les catarrhes rebelles, les résolutifs, le quinquina, les setons; il pense aussi que l'ammoniaque et le mercure,

____

(1) P. 223.

sans pouvoir être regardés comme spécifiques, sont propres à dissoudre la lymphe qui tend à se concréter.

On peut juger par ce que nous venons de dire de l'ouvrage de Michaëlis, qu'il est écrit avec beaucoup d'ordre et de méthode ; peut-être même l'auteur aurait-il laissé peu de choses à désirer sur cette maladie, s'il avait eu occasion de faire un nombre suffisant d'observations, et s'il n'avait pas été obligé de s'en rapporter uniquement à celles des autres. Le recueil dont il a enrichi sa thèse, n'est point susceptible d'analyse ; il ne contient que des faits d'autant plus précieux, qu'ils sont dégagés de tout esprit de système.

OBSERVATIONS

OBSERVATIONS

SUR LE CROUP,

OU

ANGINE MEMBRANEUSE.

---

§ Ier. *Observation de Michaëlis.*

MA sœur, âgée de cinq ans, s'étant exposée à un léger refroidissement, dans un tems très-humide, fut attaquée d'une fièvre catarrhale, le 2 octobre 1765 : écoulement du mucus nasal, petite toux, respiration embarrassée, voix très-aiguë dès l'invasion, absolument semblable à celle d'une poule ; légère difficulté dans la déglutition, pouls petit et fort.

Le second jour de la maladie, continuation des mêmes symptômes, et de plus, vomissement d'une matière pituiteuse très - tenue ; respiration beaucoup plus difficile, déjà même stertoreuse ; nul signe de putridité, point de lividité à la bouche. Les deux

2

expectorans ne produisirent aucun soulagement.

Troisième jour de la maladie : exacerbation de tous les symptômes. Un vomitif fait rejeter une grande quantité de matière très-tenace, non sans danger de suffocation ; voix très-aiguë, striduleuse, se faisant entendre au loin.

Quatrième jour : une saignée sembla apporter quelque soulagement ; mais ce jour même, au moment où nous commencions à avoir quelque espoir, une mort soudaine nous priva de cet enfant chéri : les facultés intellectuelles étaient restées intactes jusqu'au dernier moment.

Ouverture du cadavre.

La face inférieure et postérieure du poumon, tant du côté droit que du côté gauche, était de couleur livide, preuve de l'inflammation de ces parties ; mais leur surface antérieure et supérieure offrait une couleur naturelle. Tout l'intérieur de la trachée-artère était rempli d'une matière blanchâtre. Une semblable matière découlait des extrémités bronchiques, lorsqu'on les pressait. La membrane interne de la trachée offrait, à sa partie inférieure et vers la division des bronches, une rougeur extraordinaire, et paraissait un peu enflammée ; mais la partie supérieure de ce canal renfermait une fausse membrane libre à son côté gauche inférieur, attachée au cartilage cricoïde, du côté droit et supérieur. Il était facile de rompre cette attache sans léser la membrane interne. La fausse membrane n'offrait aucune apparence de structure fibreuse, et ressemblait entièrement à une concrétion inorganique polypeuse. Tuméfaction des glandes sublinguales et des amygdales ; épaisseur considérable de l'épiglotte ; sa membrane externe, et celle qui s'étend de chaque côté du larynx, beaucoup plus rouge que dans l'état naturel, offraient des marques évidentes d'inflammation ; la surface inférieure du foie, de couleur grisâtre, était très - enflammée ; le colon et le rectum étaient tellement rétrécis, que leur diamètre n'égalait pas celui des intestins grêles.

§ II. *Observations de Zobel.*

Il régna en 1775, à Werteim et dans ses environs, une épidémie qui enleva un très-grand nombre d'enfans. Instruit par M. Saver, médecin du prince de Werteim, que l'illustre observateur Zobel l'avait prise pour cette espèce d'angine des enfans qui a été décrite par Home, j'ai (Michaëlis) prié Zobel de vouloir me communiquer les observations qu'il avait faites sur cette maladie. Les voici telles qu'il me les a envoyées.

« Il y a plus de deux ans que j'ai observé à Werteim cette maladie des enfans dont Home nous a donné le premier une si belle description , sous le nom de *suffocation striduleuse* ; et que Van-Bergen a aussi décrite, quoique d'une manière moins claire. Act. N. C. T. 2.

» Les symptômes que j'ai remarqués étaient absolument semblables à ceux qui nous ont été décrits par *Rosen* et par *Home*. Cependant la maladie ne s'annonçait pas de la même manière chez tous les enfans. Chez les uns, en effet, aux symptômes du catarrhe se joignait tout - à - coup la suffocation striduleuse, tandis que chez d'autres la maladie ne s'annonçait que par de légers signes avant-coureurs, tels que la lassitude , la tristesse, l'abattement des yeux ; et ces si-

gnes étaient suivis tout-à-coup de suffocation.

» Le premier accès survenait ordinairement au milieu du sommeil. Les malades,
réveillés tout-à-coup, étaient inquiets,
avaient une respiration très-difficile et sonore, étaient tourmentés d'une toux accompagnée d'un son particulier, très-aigu,
striduleux, très-semblable à celui d'une
poule : ce son, quoique plus fort pendant la
toux, se faisait cependant ressentir lorsque
le malade ne toussait point. Il n'y avait
point de fièvre au commencement, quoique le pouls fût quelquefois tendu. Face
pâle, couverte d'une sueur abondante,
urine sans sédiment. Dans les commencemens, on n'apercevait dans la bouche, ni
dans la gorge, aucunes traces auxquelles
on pût attribuer les symptômes que nous
venons de rapporter. La déglutition n'était
point lésée, quoique les enfans avalassent
avec peine les alimens et les boissons,
preuve qu'ils craignaient qu'ils n'augmen-
tassent la toux. C'est du moins le motif que
m'ont apporté plusieurs enfans déjà raison-
nables, qui, quoique tourmentés par une
soif ardente, ne prenaient qu'une très-petite

quantité de boisson , dans la crainte que la toux n'en devînt plus violente.

» L'haleine n'était nullement fétide : il n'y avait aucun signe de putridité ; les malades ne se plaignaient point de douleur intense ; le larynx n'offrait , pendant la maladie, aucune tumeur extérieure apparente , quoique chez quelques-uns le cartilage tiroïde parût après la mort plus proéminent que dans l'état ordinaire.

» La violence du premier accès, et l'extrême difficulté de respirer , cessaient ordinairement au bout de quelques heures, de sorte qu'à l'exception de la toux et d'un son de voix particulier, les enfans se trouvaient dans un état à peu près naturel. Mais la difficulté de respirer reparaissait quelquefois au bout d'une demi-journée.

» La fièvre survenait alors , et rendait la maladie plus grave ; mais je n'ai jamais pu découvrir quelle en était la cause. L'orthopnée reparaissait à des époques indéterminées. Il faut cependant remarquer qu'après les premiers accès les symptômes devenaient plus graves et de plus longue durée; de sorte qu'au bout de huit jours le malade était tourmenté par une dyspnée continuelle qui ne lui laissait aucun relâche. L'urine, qui auparavant était crue, deposait alors un sédiment muqueux. De grosses gouttes de sueur couvraient la face. Les yeux languissans étaient enfoncés dans les orbites, les forces abattues ; le visage devenait livide et plombé, et les malades mouraient tristement.

» Il est à remarquer que quelques instans avant la mort, la respiration devenait aussi libre que dans l'état de santé ; qu'il n'y a jamais eu de délire dans cette maladie, et que les enfans, tant qu'il restait un souffle de vie, conservaient l'entier usage de leur raison.

» Je n'ai observé dans aucun tems de la maladie, ni convulsions, ni mouvemens spasmodiques ; elle durait rarement plus de deux ou trois jours : elle ne se prolongeait jamais au-delà du quatrième jour. Elle était souvent funeste le second jour.

» J'ai vu plusieurs enfans à la mamelle attaqués de cette affection ; sur quarante ou cinquante malades que j'ai traités dans cette ville, il n'y en avait pas un qui fût âgé de plus de huit ans.

» Cette maladie ne m'a point paru contagieuse , et il est arrivé rarement que cinq à six enfans en aient été attaqués en même tems. Elle était infiniment dangereuse. Je n'ai pu sauver qu'un enfant. Appelé dès le commencement de la maladie , et avant que le paroxisme se fût déclaré , je lui prescrivis un julep avec le cacao, l'huile d'amandes douces et le sirop diacode : j'avais soin de faire prendre souvent des laxatifs antiphlogistiques , composés de teinture de rhubarbe , de décoction laxative de Vienne , et d'esprit de Mendérérus, ainsi que des lavemens simples, ou auxquels je faisais ajouter de l'assa-fœtida.

» Ces moyens produisirent une expectoration abondante , et la toux qui survint fit rejeter par le vomissement une très-grande quantité de pituite tenace. Il y eut aussi de fréquentes déjections alvines de matières semblables : tel est le traitement qui fut suivi jusqu'au douzième ou quatorzième jour, époque où le malade fut hors de danger.

» Les saignées, les vomitifs, les vésicatoires appliqués au cou, à la nuque ou ailleurs ; la vapeur d'eau et de vinaigre, le musc, le quinquina , les lavemens, les antiphlogistiques, l'assa-fœtida donné sous différentes formes; tous ces remèdes, prescrits à fortes doses, furent absolument inutiles, et sur un si grand nombre d'enfans, à peine s'en sauve-t-il trois ou quatre. Plusieurs ne prirent aucun médicament interne, parce qu'on n'avait ordinairement recours au médecin qu'au bout de vingt-quatre-heures, et alors ils refusaient ces espèces de médicamens, de quelque nature qu'ils fussent, et on ne voulait pas les leur faire prendre malgré eux, car la plus légère contradiction suffisait pour rendre la toux plus opiniâtre. »

Les parens, aveuglés par leurs préjugés, s'opposèrent constamment à l'ouverture des cadavres. J'ignore donc si l'autopsie cadavérique m'aurait présenté les phénomènes qui ont été décrits par *Home*. Je ne pense pas qu'aucun enfant ait rejeté des morceaux de membrane; tous ceux que j'ai vus sont morts, à l'exception d'un seul qui, comme je l'ai rapporté, fut guéri par l'expectoration d'une matière muqueuse.

Telle est la description de l'épidémie de Werteim, que Zobel, ce célèbre praticien, a bien voulu me communiquer. Je fais d'autant moins de difficulté de la regarder comme une véritable angine membraneuse, que j'ai appris par d'autres voies que quelques malades avaient rejeté des tubes membraneux (1).

---

(1) Le docteur Ruch, qui exerce avec distinction la médecine, vient de publier une dissertation sur le tartre émétique. Il y dit un mot de l'épidémie dont nous venons de parler, et cite l'exemple d'un enfant qui, à la suite des vomitifs, rejeta, à deux fois différentes, le cinquième et le sixième jour de la maladie, une membrane cylindrique; il eut de plus des expectorations très - abondantes, et la voix avait presque repris son accent naturel; mais l'usage de l'émétique ayant été interrompu, le malade périt suffoqué. Je regrette que ce praticien éclairé ne nous ait pas rapporté ce qui s'est présenté à lui de remarquable dans cette épidémie, et qu'il ne l'ait pas distinguée avec autant de soin que Zobel, de la scarlatine et de l'angine gangreneuse qui étaient alors épidémiques dans cette ville. C'est à tort qu'il reproche à Rosen de n'avoir pas donné une description assez exacte de cette maladie, et d'avoir omis de parler de la pulsation des artères carotides qu'il regarde comme un signe certain de l'angine membraneuse; ce signe n'est point constant dans cette maladie, et se rencontre dans plusieurs autres. *Mich.*

§ III. *Observation de Blom.*

Un enfant de cinq ans, d'un esprit vif, d'une constitution robuste, après avoir été sujet, pendant près d'un an, à une toux presque continuelle, qui cependant ne paraissait pas l'incommoder beaucoup, se plaignit, le 16 juin 1766, de douleurs de tête, de légères horripilations, d'anorexie et d'une grande somnolence. Le lendemain matin, sensation douloureuse à la gorge, chaleur extraordinaire à la peau. On fait venir un médecin le 21. Le malade avait passé la nuit sans dormir : agitation, fièvre, pouls petit et tremblant, donnant cent trente à cent quarante pulsations par minute, face rouge, tuméfiée, yeux humides. Souvent il essayait par de longues inspirations d'attirer l'air dans ses narines, comme ceux qui ont le catarrhe, quoiqu'il fût exempt des autres signes de cette maladie. Un mucus blanc et glutineux formait un enduit sur la langue, le palais et la luette qui était très-flasque, et tellement allongée qu'elle recouvrait la base de la langue. Les recherches les plus scrupuleuses ne pouvaient découvrir aucune trace d'inflammation, ni même de rougeur à la gorge.

ni à la surface externe du cou. La déglutition ne paraissait nullement gênée , mais
elle se faisait avec bruit, ce qui était dû à
la voracité de l'enfant qui avalait les alimens
avec une extrême promptitude. De plus , il
était saisi, de tems en tems, d'une toux incommode et de légers vomissemens qui lui
faisaient rejeter des mucosités peu épaisses.
La voix avait un accent rauque et striduleux , tout-à-fait particulier et qu'on ne peut
comparer à celui d'aucune autre affection
de poitrine. Le malade parlait avec une extrême promptitude , et il rendait alors un
son si extraordinaire qu'il est impossible de
le décrire. Légère fétidité de la bouche ,
urine d'un rouge très-foncé, chaleur, rigi-
dité , sécheresse de la peau.

Après avoir examiné tous ces symptômes,
le médecin prescrivit des lavemens et des
gargarismes d'une décoction très-chargée de
sauge, avec un peu de vinaigre et de suc de
sureau , des boissons rafraîchissantes , sali-
nes, et des pédiluves. Ces moyens parurent
apporter du soulagement ; les symptômes se
mitigèrent , et la nuit suivante aurait été
assez tranquille si la toux n'avait pas, de
tems en tems , troublé le sommeil.

Le 22 juin, l'enfant parut plus gai, le pouls perdit de sa fréquence et devint plus plein, la face moins rouge, la peau moins sèche. Le malade resta même levé pendant quelques heures, quoiqu'il fût quelquefois obligé de se remettre au lit.

Le médecin aurait partagé la joie des assistans, si la langue et l'arrière-bouche n'avaient été plus blanches, chargées d'un enduit plus épais, si les crachats n'étaient sortis avec plus de difficulté que la veille. Pour remédier à ces inconvéniens, il prescrivit une potion laxative et l'oxymel scillitique.

Ces moyens furent continués, le 23 et le 24, avec un tel succès, que tout semblait annoncer une heureuse terminaison. Le médecin l'attendait même avec d'autant plus de confiance, que le 23, le malade expectora sans peine, en toussant, une grande quantité de mucosités dont quelques-unes étaient simplement glaireuses, et d'autres contenaient de petits morceaux de membranes. La fièvre avait aussi diminué, et l'appétit commençait à revenir ; mais cet espoir ne fut pas de longue durée, car, le 25, à onze heures du matin, et au moment même où l'enfant paraissait dans un très-bon état, il éprouva tout-à-coup une grande faiblesse et une espèce de lipothymie. Le pouls devint petit et inégal, la respiration très-difficile, très-courte et bientôt stertoreuse ; il survint des sueurs froides, la figure prit une couleur plombée, la toux cessa, et le malade mourut subitement de suffocation, avant midi.

§ IV. *Observations d'Engstroem.*

Une petite fille de quatre ans se plaignit, dans le mois de novembre 1767, d'une douleur pongitive à la gorge. Ses parens crurent qu'elle avait avalé une aiguille, l'enfant ayant donné lieu à ce soupçon. A la douleur se joignit une fièvre assez légère.

Le second jour, la respiration devint très-difficile et la voix prit un accent striduleux tout-à-fait particulier. La malade mourut suffoquée, à la fin du troisième jour.

L'autopsie cadavérique nous fit découvrir dans la trachée-artère, un peu au-dessous du larynx, une membrane blanchâtre, tenace, épaisse, qui tapissait une grande partie de la surface interne de ce canal dont il était facile de la séparer. Elle ne se conti-

nuait pas sans interruption jusques aux bronches ; mais à mesure que nous nous en ap-
prochions, elle était remplacée par des morceaux membraneux qui n'avaient aucune
adhérence avec elle ; et dans les endroits où
il n'y avait aucune concrétion membraneuse,
nous trouvâmes une matière gluante, d'un
blanc jaunâtre. Une matière semblable rem-
plissait toutes les ramifications bronchiques,
et on la voyait sortir en grande abondance
lorsqu'on pressait les poumons. Abstraction
faite de cette fausse membrane et de la matière dont nous avons parlé, tous les organes
nous parurent dans un état naturel et sain ;
il n'y avait pas même la moindre trace d'inflammation.

§ V. *Observations de Wahlbom.*

Trois enfans furent attaqués d'angine inflammatoire le 14 et le 15 mars 1765, et
présentèrent les symptômes suivans : l'invasion s'annonçait le soir par une chaleur
plus que naturelle ; pendant la nuit, douleur
à l'estomac et légère diarrhée.

Le deuxième jour, paroxisme de strangu-
lation, tuméfaction douloureuse des glandes

du cou , et principalement du tymus. L'arrière-bouche était plus rouge que dans l'état ordinaire , quoique les amygdales ne fussent point enflammées , et que la déglutition se fît aisément. Les attaques de dyspnée revenaient à différentes reprises , ce qui jetait les enfans dans l'abattement et dans la tristesse : cependant à certains momens , surtout au commencement de la maladie, ils se livraient à la joie et à la gaîté.

Aussitôt que la nature de cette affection me fut connue , je prescrivis à un de ces enfans une saignée du bras ; à l'autre des scarifications au cou ; au troisième des sangsues. Je leur fis ensuite appliquer un vésicatoire à la nuque et un cataplasme émollient et huileux autour du cou : ils se gargarisaient avec de la teinture de rose , à laquelle on avait ajouté un peu de nitre et de sirop de mûres. L'effet de ces remèdes fut si prompt que les accès de suffocation avaient disparu dès le lendemain.

Il serait difficile de décrire cette espèce de cri ou de son que les malades rendaient en respirant. On pourrait peut-être le comparer au cri rauque d'un poulet : il me paraît encore avoir plus de rapport avec celui

d'une

d'une poule effrayée. La respiration était tellement difficile que l'abdomen se portait en
dedans , et que tout le corps s'agitait d'une
manière extraordinaire. N'ayant point eu
occasion de faire d'ouverture de cadavres ,
il ne m'a pas été possible d'observer cette
membrane qui se forme quelquefois dans la
trachée. J'ai cependant vu deux malades rejeter deux morceaux membraneux. Un enfant de cinq ans vomit quelques fragmens
de membrane qu'on aurait cru charnus , et
dont la surface correspondante à la trachée,
était sanguinolente. Une jeune fille , à la
suite de plusieurs saignées , rendit aussi , par
la toux et par le vomissement, de grandes
portions d'une matière semblable ; elles
s'arrêtèrent dans l'arrière-bouche ; et elle
en fit l'extraction avec les doigts.

§ VI. *Observation de Halenius* (1).

Un enfant de cinq ans, jouissant d'une
bonne santé , après avoir passé une nuit
tranquille, éprouve de la faiblesse et de

---

(1) Mémoires de la Société des Sciences de Suède ,
an 1765.

l'assoupissement ; il vomit et demande ensuite des alimens.

Le deuxième jour, sentiment d'une légère irritation à la gorge, chaleur dans tout
le corps, très-grande faiblesse, inquiétude ;
le malade refuse toute nourriture.

Le troisième jour, même sentiment de
titillation à la gorge, sans que la déglutition
soit lésée. L'enfant rejette une grande quantité de pituite épaisse ; la langue devient
blanche vers le soir : il refuse avec opiniâ-
treté toute espèce de médicament.

Le quatrième jour, on applique le matin
un sinapisme au cou, la cloche qu'il forma
était remplie d'une lymphe épaisse ; on
humecte souvent la bouche au moyen d'un
syphon. La chaleur du corps et la légère douleur de la gorge continuent ; la joue droite,
et surtout l'arrière-bouche, se tuméfient.

Le cinquième jour, la tumeur avait disparu pendant la nuit ; chaleur plus intense,
inquiétude et faiblesse extrêmes ; obscurcis-
sement de la vue ; la déglutition des liquides
se faisait sans peine.

Le sixième jour, vers midi, vomissement
difficile et fatigant ; peu de tems après, le
malade rejette en toussant deux petits globes

d'une matière très-tenace ; depuis cette époque les forces diminuent sensiblement : un
son sourd se fait entendre dans la poitrine ;
à peine l'enfant peut-il prononcer quelques
mots mal articulés. Vers le soir, le son de la
poitrine devient plus aigu, chaleur plus considérable, pouls plus fréquent, quelquefois
intermittent, anxiété extrême, prostration
totale des forces, voix *lamentable* et presque éteinte ; cependant le malade éprouve
du soulagement ; il se plaint d'une manière
très-distincte d'une douleur de la gorge et
de la bouche : quoique réduit à un état désespéré, il demande à boire, et avale environ une livre de lait tiède. Peu de tems
après le bruit de la poitrine cesse, et la vie
s'éteint insensiblement.

On trouva à l'ouverture du cadavre une
membrane très-entière, située dans la trachée-artère ; ce canal n'offrait pas la plus
légère trace d'inflammation ni de corrosion.

§ **VII.** *Observations de Ghisi* (1).

Il régnait alors à Crémone une espèce d'an-

---

(1) Ces observations ont été faites en 1747 et
1748. (*V. Lettere mediche.* Lettre IIᵉ. pag. 9.) L'au-

gine insidieuse dans sa marche, et très-perni-
cieuse. Elle ne laissait aucune trace de lésion à la gorge, et n'empêchait nullement
la déglutition. Elle fut funeste à plusieurs
enfans, et n'épargna pas toujours les adultes.

Les symptômes ordinaires de cette maladie
étaient une grande soif, la pâleur de la face,
une toux continuelle et rauque qui n'offrait
ni le ton ni l'accent d'une toux ordinaire, une
respiration difficile , une douleur ardente
que tous les malades, sans en excepter un
seul, rapportaient au larynx. A ces symptômes se joignait la fièvre avec une chaleur
beaucoup plus grande à l'intérieur qu'à l'extérieur, un pouls petit et inégal, une inquiétude extrême, une voix imitant celle
de la trompette, quelquefois très-striduleuse.
Ces symptômes s'exaspéraient promptement,
et bientôt le pouls devenait intermittent et
les extrémités froides. Les malades ne pouvaient se coucher sur aucun côté, ni rester
debout; leur respiration était très-courte,

---

teur fait encore mention dans ses lettres d'une autre
espèce d'angine, mais qui, étant de nature gangreneuse, ne doit pas se rapporter à la maladie dont
nous parlons. *Note de Mich.*

très-difficile et stertoreuse. Ils mouraient du deuxième au cinquième jour.

La toux, ordinairement sèche, était quelquefois accompagnée d'une expectoration fort abondante de lymphe et de mucosités provenant de l'irritation des glandes voisines. Quelques malades parvinrent à rejeter, au moyen de la toux, une matière membraneuse semblable à la couenne pleurétique, ou aux concrétions polypeuses des gros vaisseaux. Une jeune fille de six ans, attaquée de cette angine, expectora, la veille de sa mort, au milieu d'un accès de toux qui faillit de la suffoquer, une portion considérable d'une semblable concrétion. Examinée avec attention, elle présenta la forme exacte et les diverses cavités de la trachée et des bronches. Elle était d'une telle ténacité, qu'elle opposait une assez grande résistance au scalpel. Plusieurs autres enfans rejetèrent des concrétions de même nature, mais beaucoup plus petites. Quelques malades se sont rétablis, et il paraît que leur guérison a été due à des saignées abondantes faites, dès les commencemens, aux scarifications de la partie antérieure du cou, à des pédiluves, à des boissons théiformes et tièdes, prises à chaque instant , et à des potions d'huile d'amandes douces qui humectaient et adoucissaient les parois postérieurs de la trachée située au-devant de l'œsophage. Quelques enfans qui m'avaient été confiés dès le commencement de la maladie, et un ou deux adultes , ont été guéris par ces moyens. Cette maladie , lorsqu'elle ne devait pas être funeste, se terminait ordinairement en peu de j ours , par l'expectoration d'une très-grande quantité de matière lymphatique , souvent mêlée de sang, et par des sueurs ou des urines abondantes. Quelquefois même, lorsqu'il ne surv nait pas, dans les jours critiques, une sécrétion salutaire , le mal se portait sur la poitrine, et une suppuration longue et salutaire procurait une guérison complète.

Les parens, par un préjugé ridicule, s'opposèrent constamment, malgré mes prières, à l'ouverture des cadavres. Je ne pus ouvrir que celui d'un homme mort, le quatrième jour, avec tous les symptômes que je viens de décrire. Il me présenta les phénomènes suivans : quoique l'abdomen eût été un peu tuméfié et douloureux , pendant la maladie, les viscères qu'il contient étaient dans l'état naturel, à l'exception de l'ileum qui offrait çà et là des taches rougeâtres, et paraissait légèrement enflammé : surface externe des poumons assez enflammée et d'un rouge foncé ; le poumon droit adhérent de tous côtés aux côtes, le gauche libre et sans adhérence ; la plèvre et le diaphragme un peu enflammés, surtout du côté droit ; le médiastin, le péricarde et le cœur dans leur état naturel ; la veine cave et le ventricule droit distendus par une grande quantité de sang ; le ventricule gauche et l'aorte vides ; la trachée-artère, depuis le larynx jusqu'aux dernières ramifications des bronches, offrant des signes d'inflammation. Au milieu de ce canal était un corps blanc, de la longueur de plus de deux pouces, et absolument semblable à celui que cette jeune fille dont j'ai fait mention, avait rejeté en toussant. L'arrière-bouche était dans un état naturel.

§ VIII. *Observations de Wahlbom* (1).

Les malades que j'ai observés se plai-

---

(1) Mémoires de la Société des Sciences de Suède, an 1769.

gnaient d'une douleur obtuse à la gorge, et
d'un léger embarras dans la déglutition. Tuméfaction du voile du palais, de la glande
tyroïde, de la base de la langue et des
amygdales, tantôt d'un seul côté, tantôt des
deux. Chez quelques - uns ces parties paraissaient un peu rouges. A la seconde période, il survenait de la toux et des vomissemens, ce qui donnait souvent à cette
maladie la plus grande ressemblance avec
la coqueluche. Outre cela, sentiment douloureux à la région de l'estomac et au-dessous de la poitrine ; grande somnolence ;
souvent chaleur ardente qui s'annonçait
subitement, faiblesse, difficulté de respirer,
salivation abondante.

Bientôt survenait la troisième période, et
tous les symptômes s'exaspéraient ; les narines paraissaient bouchées, la respiration
devenait très-difficile et striduleuse ; des mucosités découlaient de la bouche : le pouls
devenait inégal, tantôt lent, tantôt fréquent, souvent intermittent, tout le corps
se couvrait d'une sueur froide, et le malade
mourait suffoqué.

Il est à remarquer que la déglutition était
assez facile, plusieurs malades demandaient

des alimens ; quelques-uns moururent le deuxième ou troisième jour ; chez quelques autres les symptômes disparurent pendant cinq à six jours, au point qu'on négligeait toute espèce de médicamens ; ils revenaient ensuite avec une telle violence que les enfans étaient morts avant qu'on eût eu le tems de faire venir un médecin.

Le ciel étant devenu serein et l'air froid, à la fin de novembre et au commencement de décembre, la maladie cessa ; elle reparut avec la pluie et l'humidité ; mais elle offrit alors tous les symptômes d'un véritable catarrhe. Je n'oserais assurer qu'elle ait été contagieuse : ce qu'il y a de certain, c'est que plusieurs enfans de la même maison en furent attaqués les uns après les autres.

Il était difficile, dans les commencemens, de trouver des remèdes propres à combattre une maladie aussi extraordinaire ; aussi ceux qu'on employa n'eurent-ils presque aucun succès, et lorsqu'on laissait écouler la première période sans s'opposer au mal, à peine, sur cinq malades, pouvait-on en sauver un. Dans la suite, lorsque l'expérience m'eut appris à mieux connaître le

caractère de cette maladie, j'eus la satis-
faction d'en guérir un plus grand nombre.
Les laxatifs, les gargarismes, les cata-
plasmes émolliens, étaient tout-à-fait
inutiles, excepté au commencement; j'a-
bandonnai donc leur usage, et je prescrivis
une potion incisive d'eau de sureau avec
le tartre soluble, l'oxymel scillitique et le
sirop de chicorée et de rhubarbe : les malades, après après avoir fait usage de cette
potion pendant un jour, prenaient, le lendemain, l'ipécacuanha ; ces deux médicamens
étaient ainsi administrés tour-à-tour ; mais
ils n'ont jamais été utiles que dans la première période de la maladie, et quelquefois
même ils n'ont eu aucun succès. A cette
époque, si vers le soir la respiration devenait
plus difficile, je donnais un vomitif d'ipécacuanha et d'oxymel scillitique, ce qui suffisait ordinairement pour parer au danger
présent ; mais la dyspnée reparaissait bientôt, à moins que les malades ne fussent
assez heureux pour rejeter de gros morceaux d'une matière concrète, blanche et
sanguinolente, ou des membranes de même
nature ; et alors ils se rétablissaient par
l'usage du quinquina.

§ IX. *Observations de Rœck et de Salomon* (1).

L'angine membraneuse faisait beaucoup de ravages à Stockolm, pendant l'automne de 1772. Cette saison était remarquable par la pluie et le froid qui se succédaient alternativement : aussi cette maladie règne-t-elle, de préférence, au printems et en automne ; et l'on a remarqué qu'elle attaque surtout ceux qui sont fréquemment exposés aux injures de l'air et aux changemens de température, quoiqu'elle n'épargne pas toujours ceux qui les évitent avec le plus grand soin. Voici quelques exemples de cette épidémie.

Ire. *Observation*. Un enfant de quatre ans sujet aux convulsions, avait gardé pendant toute l'année un corysa compliqué d'une toux très-fatigante pendant le printems ; elle s'était calmée l'été ; mais la saison un peu froide de l'automne l'avait rendue continuelle. Il s'y était joint une expec-

---

(1) Mémoires de la Société des Sciences de Suède, an 1772. –

toration abondante de mucus blanchâtre qui tourmentait beaucoup le malade. Il éprouva le premier novembre un léger mouvement de fièvre, et la nuit fut agitée ; mais le lendemain il ne ressentait aucune incommodité ; nul vestige de fièvre, ni ce jour ni les suivans ; il était très-gai dans tous les instans de la journée, sans même en excepter le soir, et il mangeait avec appétit. Cependant le corysa persistait, et il s'écoulait de la bouche et des narines une grande abondance d'humeur acrimonieuse.

Tel fut l'état de l'enfant jusqu'au 10 novembre, époque où il parut un peu indisposé et abattu. Cependant il n'y avait point de fièvre, la respiration était libre, la voix dans l'état naturel, nulle douleur, nul gonflement dans l'arrière-bouche, ni à la surface intérieure du cou : toutes ces parties étaient très-saines. Il n'y eut, ce jour, non plus que les précédens, ni vomissement, ni même de nausées. Doit-on s'étonner d'après cela que personne n'ait soupçonné que cet enfant fût attaqué d'angine membraneuse, quoique cette maladie régnât alors ? La nuit du 10 au 11 fut très-tranquille ; mais le lendemain matin, il fut saisi tout-à-coup d'opistotonos ; respiration très-difficile, voix ayant cet accent striduleux particulier à l'angine, absolument semblable à celle d'une poule ; tuméfaction de la face et du cou, couleur livide de ces parties ; constriction des mâchoires , que le malade pouvait à peine assez ouvrir pour avaler une petite quantité d'alimens.

Les saignées , les sangsues , les lavemens , les vésicatoires furent employés sans aucun succès ; on ne put exciter le vomissement ni par de fortes doses d'émétique , ni en irritant la gorge ; et ces symptômes furent si rapides et si violens que le malade mourut le même jour à une heure après midi.

L'autopsie cadavérique offrit les muscles et le tissu cellulaire de la partie antérieure du cou, rouges et remplis de sang ; la surface de la trachée - artère enflammée extérieurement, surtout à la partie inférieure qui avoisine les bronches ; les poumons, et principalement à leur partie supérieure, gonflés d'air : dans l'intérieur de la trachée , une membrane blanche, parsemée de taches rouges , commençant quelques lignes au-dessous de la glotte , et recouvrant toute l'étendue de la membrane propre , à laquelle

elle était contiguë, sans y adhérer, de manière qu'elle pouvait facilement en être séparée: cette membrane naturelle ne présentait aucun signe de lésion, ni de putréfaction. Quant à la fausse membrane, elle avait à peine, dans le larynx, l'épaisseur d'une feuille de papier bien mince. Elle s'étendait ensuite sans interruption dans la trachée, où elle avait acquis, à la division des bronches, une épaisseur triple de celle qu'elle avait dans le larynx. Elle se prolongeait dans l'intérieur des bronches. A droite et à gauche de cette membrane, et surtout dans le voisinage des bronches, on trouvait une certaine quantité d'eau écumeuse ; mais on ne découvrait nulle part aucune trace de pus. Les poumons n'étaient réellement point enflammés, quoiqu'ils fussent gorgés d'une telle quantité de sang, qu'ils étaient, dans quelques endroits, de couleur livide. Les glandes bronchiques étaient très-dures, surtout aux premières divisions des bronches. Le cœur ne contenait point de sang ; mais il était très-sain.

IIe. Observation. Une petite fille de quatre ans, après avoir rejeté pendant huit jours une grande quantité de mucosités, fut attaquée de fièvre le 24 octobre 1772. La voix devint légèrement enrouée, et elle commença à tousser pendant la nuit.

Le lendemain la malade se trouvait très-bien, se plaignant seulement de lassitude et d'une grande faiblesse. Mais vers le soir retour de la fièvre, et pendant la nuit, toux, râlement extraordinaire, qui fatiguaient la malade.

Le 16, toux ressemblant, pendant la fièvre, à celle de la coqueluche ; expectoration d'un mucus épais, blanc et presque transparent ; voix naturelle pendant toute la nuit.

Le lendemain matin, la malade, après avoir pris un laxatif composé de manne, se trouvait si bien que, quoiqu'un peu faible, elle put se lever et jouer avec d'autres enfans. Elle était absolument sans fièvre. Dans l'après-midi, retour de la fièvre avec râlement, toux et expectoration. Il est à remarquer que la fièvre avait constamment avancé d'une heure, et que ce jour elle avait cessé une heure plus tôt que la veille. A chaque paroxisme la fièvre, la toux, et surtout le râlement, augmentaient d'une manière très-sensible.

Le 28, prescription d'un émétique qui fait rendre une grande quantité de mucosités blanchâtres et très-tenaces. Le matin, respiration aisée et naturelle, ainsi qu'elle l'avait toujours été pendant le tems de remission; mais à quatre heures du soir, retour d'un paroxisme extrêmement violent et compliqué de râlement.

Le 29, la fièvre et le râlement ne donnèrent aucun relâche, pas même le matin, ce qui n'était pas encore arrivé; et pendant toute la journée la respiration fut extrêmement difficile et accompagnée d'un son semblable à celui de la trompette. Il y eut encore une exacerbation le soir et pendant le nuit.

Le 30 à midi, cette malheureuse malade était réduite à un état qui ne laissait plus d'espoir : respiration extrêmement difficile et très-stertoreuse, quoiqu'on n'y remarquât plus ce son particulier dont nous avons parlé : expectoration de mucosités d'un blanc jaunâtre ; pouls petit, mou et assez fréquent, ainsi qu'il l'avait été dès le commencement ; face pâle, le reste du corps de couleur naturelle ; urine blanchâtre, presque transparente, restant long-tems sans éprouver de changement ;

changement ; on y apercevait plusieurs morceaux de pituite concrétée qui y nageaient. La malade respirait avec un peu moins de difficulté lorsqu'elle restait dans son lit, la tête un peu inclinée, que lorsqu'elle y était assise : inquiétude extrême, douleur violente au ventre, quoiqu'elle eût eu une évacuation dans la journée. Elle était ensevelie dans un sommeil continuel. L'inspiration de l'air se faisait avec une extrême difficulté et avec un son rauque, semblable à celui de la trompette. La vapeur du vinaigre qu'on fit respirer, les vésicatoires appliqués à la partie antérieure du cou, les émulsions huileuses, les infusions de fleurs de sureau avec du suc de citron et du miel, ne produisirent aucun soulagement. Le pouls devint à chaque instant de plus en plus faible, bientôt intermittent, et à six heures du soir l'enfant succomba à la violence de la maladie.

L'ouverture du cadavre, qui fut faite le lendemain, nous instruisit de la cause de la mort. Les veines du cou étaient tuméfiées ; la trachée-artère, de couleur naturelle, n'offrait aucune trace d'inflammation ; mais on y trouva beaucoup d'eau, et une membrane tubulée qui prenait son origine aux cartilages du larynx, où elle était d'une telle épaisseur qu'elle bouchait ce canal presque en totalité. C'était là seulement qu'elle avait contracté quelques légères adhérences : parvenue dans la trachée, elle y était libre, et quoique appliquée immédiatement sur la membrane propre de ce canal, elle n'y était nullement collée. Elle s'avançait ensuite sans interruption dans les bronches, où elle ne disparaissait qu'à leurs dernières ramifications. C'est dans le larynx qu'elle avait le plus d'épaisseur ; elle diminuait peu à peu, à mesure qu'elle s'approchait des poumons. Nulle trace de pus à la surface interne ou externe de cette fausse membrane. Aucune érosion, ni lésion à la surface interne de la membrane propre qui était dans son état naturel, si ce n'est qu'elle paraissait un peu plus sèche qu'elle ne l'est ordinairement.

La fausse membrane était blanche et d'une contexture tellement tenace, qu'elle opposait une grande résistance avant de se déchirer, et qu'on fut obligé d'employer un effort assez considérable pour l'arracher d'un des lobes du poumon. Examinée avec attention, elle parut fibreuse, offrant des lignes distinctes, posées les unes à côté des autres. Plongée pendant deux jours dans de l'eau et du vinaigre, elle n'y éprouva aucune altération. Les poumons n'étaient nullement enflammés, et paraissaient entièrement sains, excepté à la partie supérieure du lobe gauche où l'on découvrait une légère suppuration, dont l'origine ne paraît nullement devoir être attribuée à la maladie que nous examinons, mais à quelque cause antérieure. La cavité de la poitrine contenait une certaine quantité d'eau qui me paraît évidemment avoir eu pour cause la difficulté de la respiration. Les viscères abdominaux étaient très-sains.

III. *Observation.* Une jeune fille de cinq ans, qui avait été tourmentée de toux pendant tout le printems, se plaignit, au milieu du mois de mai 1771, d'une affection de poitrine avec corysa et anorexie. Elle passa ainsi quelques jours, se trouvant tantôt mieux, tantôt plus mal.

Le 20, s'étant refroidie deux fois, après un violent exercice, et, ce qui paraît surtout lui avoir été nuisible, étant restée jusqu'à neuf heures du soir exposée en plein air à un froid très-vif; lorsqu'elle rentra chez elle, elle fut saisie d'un accès de toux et d'un violent vomissement. La nuit suivante, chaleur extraordinaire, respiration difficile et stertoreuse.

L'enfant se trouva un peu mieux le 21, quoique la toux êt l'enrouement fussent continuels; elle ne gardait pas le lit, mais il y avait de l'abattement, de la lassitude et une somnolence extrême. La nuit fut encore plus mauvaise que le jour, sans qu'on soupçonnât aucun danger. On prescrivit un lavement et une boisson pectorale.

Le 22, exacerbation de tous les symptômes. Ce fut alors qu'on eut le premier soupçon que cette maladie était une angine membraneuse. Les mucosités que le malade rendait, engagèrent à donner un émétique et des laxatifs. Vers le soir, état de plus en plus alarmant; toux continuelle avec quintes fréquentes, oppression, somnolence, respiration très-difficile, face pâle, extrémités froides, cercle livide autour des yeux. Il ne fut plus permis de douter de la nature de la maladie, puisqu'à chaque inspiration on entendait ce son qui la caractérise. On était d'avis de faire une saignée ; mais elle fut différée jusqu'au lendemain, et on donna seulement un lavement. Nuit extrêmement agitée, respiration effrayante (horrenda).

Le lendemain, état encore plus affreux. Tout annonçait une mort prochaine. A quatre heures du matin l'air entrait avec une telle difficulté dans la poitrine, qu'à chaque inspiration on voyait les omoplates, l'ouverture des narines et tous les muscles de la face se mouvoir d'une manière tout-à-fait extraordinaire. Pouls très-dur, fréquent, petit et serré. Une saignée de cinq onces rendit la respiration moins gênée ; mais à dix heures du matin, les symptômes revinrent avec une nouvelle force. On appliqua huit sangsues au cou, ce qui produisit un soulagement sensible presque au moment où elles commencèrent à tirer du sang, la respiration devint plus libre, la somnolence cessa, la malade paraissait même très-gaie, et parlait à tous les assistans. Mais ce mieux ne fut pas de longue durée, car la nuit suivante les symptômes s'exaspérèrent à un point qui ne laissait presque aucun espoir. On prescrivit des lavemens, des fomentations et des fumigations avec le vinai-

gre, quatre onces d'oxymel simple, une nouvelle application de sangsues, et un vésicatoire assez grand pour couvrir tous les endroits où avaient mordu les sangsues.

Le 24, même état, si ce n'est que les matières abondantes que la malade rendait
en toussant paraissaient plus purulentes.
Afin d'en faciliter l'évacuation, on donna
un doux vomitif composé de deux onces
d'oxymel scillitique.

Le 25, on aperçut des aphthes à la bouche,
et la malade commença à cracher de grands
morceaux de membranes. Elle n'en retira
que peu de soulagement, excepté vers le
soir, époque où la respiration, le sommeil et
les autres symptômes parurent avoir éprouvé
un changement favorable.

Cette expectoration de débris de membranes mêlées d'une assez grande quantité de
mucosités purulentes dura plusieurs se-
maines : elle était surtout abondante vers
quatre heures du matin, et accompagnée d'une toux plus violente, de râlement, et d'un son particulier, semblable à
celui de la trompette; mais aussitôt que la
nature, aidée d'un peu d'oxymel scillitique,

ou d'ipécacuanha, parvenait à se débarrasser
de ces matières étrangères, ces symptômes
cessaient. Les aphthes ne disparurent qu'au
bout de dix jours, et la respiration continua
d'être stertoreuse, pendant tout l'été suivant,
de sorte qu'on fut souvent obligé d'avoir recours aux vomitifs qui, en donnant issue à
une grande quantité de mucosités purulentes
et blanchâtres, rendaient aussitôt cette fonc-
tion libre. Les parens négligèrent ce moyen
pendant une grande partie de l'automne, ce
qui donna lieu à une hémopthysie assez
grave. Après être restée quelques jours
faible, somnolente, la face livide, la voix
stertoreuse, semblable au son de la trompette, la malade tomba en lypothimie, pendant qu'elle mangeait, et rendit par la bouche
une grande quantité de sang. On la porta dans
son lit, où elle dormit tranquillement. Elle
se réveilla en bonne santé, et depuis cette
époque, elle n'a eu aucune atteinte de cette
maladie.

IV. *Observation.* Un enfant de quinze
mois, encore à la mamelle, perdit sa gaîté
le 25 novembre, et toussa beaucoup, surtout
aux approches de la nuit. Il est à remarquer

qu'on avait transporté son berceau auprès d'une fenêtre exposée à un courant d'air.

Le lendemain, même état ; cependant l'enfant resta debout. Comme il n'y avait point de fièvre, on se contenta de prescrire un laxatif. Au milieu de la nuit suivante, toux, respiration difficile, laborieuse, menaçant de suffocation ; voix striduleuse, imitant le son de la trompette ; mouvemens violens de la poitrine, forte pulsation des artères. A cet état, qui dura deux heures, succéda un sommeil tranquille.

Le 1er décembre au matin, pouls plein, fréquent, face rouge, inquiétude extrême, respiration plus difficile, enrouement plus considérable : ce fut alors qu'on commença à soupçonner l'existence de l'angine membraneuse. Une saignée de cinq onces au bras, diminua la force du pouls et la difficulté de respirer. Vésicatoire à la partie antérieure du cou, lavemens : ces moyens ne répondirent pas à notre attente. Vers le soir, le pouls redevint fort et élevé, la respiration très-embarrassée : il était facile de distinguer ce son striduleux qui est particulier à cette maladie. On employa alors toutes sortes de moyens pour faire respirer à l'enfant la vapeur du vinaigre : on approchait de sa bouche des éponges trempées dans ce liquide qu'on avait eu soin de faire chauffer; on en faisait bouillir dans des vases que l'on tenait auprès de son lit, ayant seulement soin de le couvrir d'un linge fin. L'air qu'il respirait, se trouvait aussi imprégné de vinaigre. Aucun moyen ne parut plus utile : il diminuait la difficulté de respirer, et procurait ensuite un sommeil tranquille. On donnait pour boisson une infusion de sureau et de l'oxymel simple à fortes doses. Vers le soir, l'urine parut entièrement blanche ; on y appercevait plusieurs petites concrétions muqueuses qui nageaient dans ce liquide sans aller au fond du vase.

Le lendemain matin, le malade se trouvait un peu mieux, et il vomit spontanément des matières aqueuses. Ce vomissement ayant recommencé vers midi, et la violence de la maladie se trouvant diminuée, il y avait indication de prescrire un vomitif : des doses réitérées d'oxymel scillitique déterminèrent un vomissement abondant de fragmens membraneux de couleur blanche, de diverses grandeurs. Ils n'étaient point mêlés de mucosités : il était d'ailleurs facile de les distinguer du mucus ordinaire, par leur grande ténacité. Le succès de ce vomitif engagea à en prescrire un second, qui fit encore rejeter au malade des matières membraneuses, et du mucus extrêmement ténace.

Il se fit alors un changement favorable ; le pouls et la respiration reprirent leur état naturel, et l'enfant dormit tranquillement, le soir et la plus grande partie de la nuit, exempt de fièvre et de tout autre symptôme fâcheux.

Il se trouvait bien le 3 décembre, au matin, et ne se plaignait que de son vésicatoire. Un laxatif qu'on lui donna, lui fit rendre beaucoup de glaires. Le mucus des narines commença aussi à couler en abondance. La nuit fut bonne ; il survint de tems en tems de la toux, mais elle n'était point incommode. Dès le premier vomitif la voix perdit cet accent striduleux qui caractérise la maladie, et l'enrouement diminuait de jour en jour.

On donna encore, le 4 décembre, un vomitif qui ne fit rejeter que peu de mucosités.

Le 5, l'enfant avait de l'appétit, et reprit

sa gaîté ordinaire. On continua encore quelque tems l'usage des laxatifs qui évacuaient
toujours une grande quantité de glaires.

§ X. *Observation de Struve* (1).

Un enfant de douze ans, d'une bonne constitution, était atteint, chaque hiver, depuis
quatre ans, d'une toux très-rauque (*ferina*),
compliquée de fièvre catarrhale, et qui pro-
duisait des excrétions très-abondantes de
matières pituiteuses et très-gluantes.

Ces symptômes duraient depuis cinq se-
maines, et l'on employa inutilement les bé-
chiques, les pectoraux, les fébrifuges et les
autres moyens propres à combattre les catarrhes. Au bout de quelques autres se-
maines, le malade rejeta tout-à-coup, en
toussant, une masse charnue, rouge, semblable à de la chair fraîche, ne répandant
aucune mauvaise odeur, de la largeur et de
l'épaisseur d'une phalange du petit doigt : elle
était creuse et ressemblait à une portion
d'un vaisseau veineux.

Du moment où l'enfant en fut débarrassé,

____

(1) Act. N. C. Tom. 1.

la toux et la fièvre cessèrent, et les forces revinrent de jour en jour. Cette scène se renouvela encore plusieurs hivers, avec l'appareil des mêmes symptômes, tandis que le reste de l'année l'enfant jouissait d'une bonne santé.

(Cette observation, qu'on ne peut pas s'empêcher de regarder comme celle d'une véritable angine membraneuse, est très-intéressante et mérite d'autant plus d'attention, que celui qui en fait le sujet en a été attaqué à plusieurs reprises, après de très-longues rémissions qui caractérisent une santé parfaite.)

§ XI. *Observations de Van-Bergen* (1).

Un grand nombre d'enfans de deux, de trois, de cinq ans ou même plus âgés, éprouvaient, dans les premiers mois de l'an 1764, un coryza ordinaire, ou un gonflement des amygdales et du voile du palais, avec difficulté de la déglutition. Après avoir passé quelques jours dans cet état qui ne donnait

____

(1) Cette observation a été faite à Francfort sur le Mein. V. Nov. Act. n. c. tom. 2, p. 257.

aucune inquiétude et qui n'annonçait aucune maladie cachée, ils étaient saisis tout-à-coup d'une toux très-grave qui faisait expectorer avec beaucoup d'effort des phlegmes aqueux. Elle se faisait remarquer, dans le moment de l'inspiration, par un son particulier, semblable à celui de la trompette, ou à celui de certaines toux rebelles. Il y avait de plus une fièvre continuelle et une grande difficulté de respirer qui, augmentant de jour en jour, dégénérait enfin en asthme suffocant et étouffait les enfans en les privant de la respiration, comme le prouvaient la couleur plombée de la face, le froid des extrémités, ainsi que la diminution de la fièvre et de la chaleur. Cette mort ressemblait assez à celle qui est produite par une hydropisie du péricarde et de la poitrine.

La fille de Van-Bergen fut victime de cette maladie ; elle offrit même un phénomène assez extraordinaire : douze heures environ avant sa mort, elle rendit, en toussant et en crachant, un tube membraneux. Mis dans l'eau, il y flottait librement, et il fut facile d'en faire une gravure exacte.

§ XII. *Observation de Callisen* (1).

Un enfant de neuf ans, d'une constitution frêle et délicate, très - sujet aux catarrhes, jouissant, au reste, d'une assez bonne santé, fut saisi, au printems de l'an 1774, d'une petite fièvre compliquée d'une toux légère et du gonflement des amygdales. J'attribuai ces symptômes à un air froid auquel l'enfant s'était exposé le soir, et je prescrivis une boisson tiède , des poudres camphrées, et une potion pectorale. Le malade s'en trouva bien , la fièvre disparut, la toux diminua , et le gonflement des amygdales était à peine sensible. Mais comme il n'y avait point d'expectoration , je crus devoir ajouter de l'oxymel scillitique à sa potion.

L'enfant resta ainsi quinze jours avec sa toux, se livrant aux exercices de son âge, mangeant avec appétit et passant de bonnes nuits. Pendant tout ce tems il n'éprouva ni fièvre, ni difficulté de respirer, ni aucune autre incommodité : mais le quinzième jour, tout était changé; je trouvai l'enfant à l'a-

(1) V. Act. Hafniens. Societ. tom. 1.

gonie. La face était pâle, les yeux et les lèvres retirés, immobiles; la peau froide, couverte de sueur; la respiration haletante, très-difficile, lente, striduleuse; le pouls petit et très-fréquent; en un mot, on s'attendait à chaque instant à le voir expirer, et ce ne fut pas sans peine que les parens consentirent à employer quelques remèdes. Je commençai par tirer cinq onces de sang : ce moyen n'ayant apporté aucun soulagement, et le danger devenant de plus en plus pressant, je prescrivis un vomitif de quelques grains de tartre stibié, délayé dans de l'eau, et dont on devait donner de petites doses, jusqu'à ce que le vomissement se déclarât. La seconde dose excita une toux et un vomissement dont les efforts réunis parvinrent à détacher du fond de la gorge, et à faire rejeter au dehors, non sans un extrême danger de suffocation, une concrétion membraneuse ferme, creuse, branchue, ayant la forme de la trachée et des bronches qu'elle représentait assez exactement, dans toute leur étendue.

Aussitôt que l'enfant fut débarrassé de cette singulière concrétion, qui n'entraîna après elle que quelques gouttes de sang, on vit disparaître tous les symptômes qui menaçaient d'une mort prochaine : la respiration devint très-libre, la chaleur naturelle, l'appétit et la gaîté reparurent, et l'enfant se mit à table aves ses parens, agréablement surpris d'un changement aussi extraordinaire. Je fis cependant continuer l'usage de la potion et du camphre, et je recommandai, de plus, de faire respirer au malade des vapeurs adoucissantes.

La guérison n'était qu'apparente, et dura peu de tems. Au bout de trois jours la respiration redevint laborieuse, striduleuse, la voix semblable au cri d'une poule. Cependant le pouls conservait plus de force que dans le premier accès : c'est ce qui m'engagea à faire encore une saignée ; mais elle ne produisit aucun soulagement. Vers le soir la respiration étant devenue plus suffocante, je prescrivis la teinture d'ipécacuanha unie au vinaigre scillitique, dans le dessein d'exciter le vomissement. Ce moyen réusssit et fit rendre au malade une concrétion presque semblable à la première ; ce qui fit disparaître sur-le-champ la difficulté de respirer ; mais il restait une petite fièvre hectique qui s'exaspérait vers le soir :

les

les crachats qui jusqu'ici n'avaient été que muqueux, devinrent purulens, la déglutition était gênée : il survint des sueurs et une diarrhée, malgré l'usage du quinquina et des eaux de Sedlitz. Les forces s'épuisèrent, et le malade mourut treize jours arpès avoir rejeté la seconde concrétion membraneuse.

Je désirais faire l'ouverture du cadavre, et surtout examiner l'intérienr de la trachée-artère; les parens s'y opposèrent.

§ XIII. *Observation de Tulpius* (1).

Un cordonnier sujet à une toux violente produite par des humeurs tenaces qui tombaient dans la gorge, rejetait des morceaux d'une membrane épaisse, lisse et blanche. Nous les examinâmes avec d'autant plus d'attention qu'ils étaient en très-grande quantité. Les uns pensaient qu'ils venaient de la plèvre, tandis que d'autres attribuaient leur origine à la membrane interne du poumon, ou à celle de la trachée-artère; mais il n'est pas vraisemblable que la membrane qui ta-

---

(1) V. Tulpii observ. med. L. 4.

5

pisse les bronches ait pu être corrodée et rejetée par morceaux, sans produire une douleur aiguë et une extrême difficulté de respirer ; et le malade ne se plaignait d'aucun de ces symptômes : quant à la plèvre pulmonaire, elle est beaucoup plus mince que ne l'était cette concrétion membraneuse; d'ailleurs la substance des poumons est trop molle pour avoir pu souffrir le contact d'une humeur aussi acrimonieuse, sans ulcération ou hémoptisie ; puisque les crachats ne contenaient aucune matière puruleute ni sanguinolente, on ne peut s'empêcher d'avouer que ces débris de membrane ne soient dus à la membrane propre de la trachée-artère. Cette opinion est d'autant plus vraisemblable qu'à une toux continuelle se joignait une altération manifeste de la voix : ce qui ne doit pas surprendre, puisque les organes qui servent à sa formation ne cessaient d'être irrités par l'humeur acrimonieuse qui distillait des parties supérieures. Ce ne fut qu'avec la plus grande peine, et par l'usage long-tems continué des looks adouçissans, qu'on parvînt enfin, sinon à corriger entièrement, du moins à diminuer son acrimonie, et à rendre à la voix un ton plus naturel.

Mais n'est-il pas bien surprenant qu'une humeur si âcre n'ait point produit d'ulcère dans le poumon? qu'elle n'ait pas donné lieu à des crachemens de sang, par l'érosion des extrémités des vaisseaux? que les bronches elles-mêmes n'en aient reçu aucune lésion, et que tous ses ravages se soient bornés à la trachée-artère dont la membrane lisse, onctueuse et située verticalement, n'oppose aucune résistance aux diversses humeurs, et les laisse tomber dans l'intérieur des poumons?

§ XIV. *Observation de Bontius* (1).

A l'ouverture du cadavre de Henri N.... on trouva dans la cavité droite de la poitrine plusieurs fragmens des bronches détachés de la substance des poumons. Il en avait expectoré une grande quantité dans sa maladie. Sa voix était sonore comme celle de la trompette, et ressemblait au cri d'un coq.

§ XV. *Observation de Baillou* (2).

Quatre malades étaient affectés de dys-

---

(1) De med. ind.
(2) Epid. ch. XI, p. 197.

pnée, avec fièvre légère : il n'y avait ni toux ni crachats ; mais la respiration resta fréquente et petite jusqu'à la mort. Leurs cadavres furent ouverts, et l'on trouva une pituite épaisse et tenace qui, semblable à une membrane, recouvrait la trachée - artère : elle gênait l'entrée et la sortie de l'air, et produisit une suffocation su...

FIN.